Yhelda Felicio

Cirurgia íntima masculina e feminina, 25 anos de evolução

Yhelda Felicio

Cirurgia íntima masculina e feminina, 25 anos de evolução

Novas Edições Acadêmicas

Impressum / Impressão
Bibliografische Information der Deutschen Nationalbibliothek: Die Deutsche Nationalbibliothek verzeichnet diese Publikation in der Deutschen Nationalbibliografie; detaillierte bibliografische Daten sind im Internet über http://dnb.d-nb.de abrufbar.

Informação biográfica publicada por Deutsche Nationalbibliothek: Nationalbibliothek numera essa publicação em Deutsche Nationalbibliografie; dados biográficos detalhados estão disponíveis na Internet: http://dnb.d-nb.de.

Coverbild / Imagem da capa: www.ingimage.com

Verlag / Editora:
Novas Edições Acadêmicas
ist ein Imprint der / é uma marca de
OmniScriptum GmbH & Co. KG
Heinrich-Böcking-Str. 6-8, 66121 Saarbrücken, Deutschland / Niemcy
Email / Correio eletrônico: info@nea-edicoes.com

Herstellung: siehe letzte Seite /
Publicado: veja a última página
ISBN: 978-613-0-15901-6

Cirurgia Íntima Masculina e Feminina, 25 anos de "Follow up", medicina de evidência.

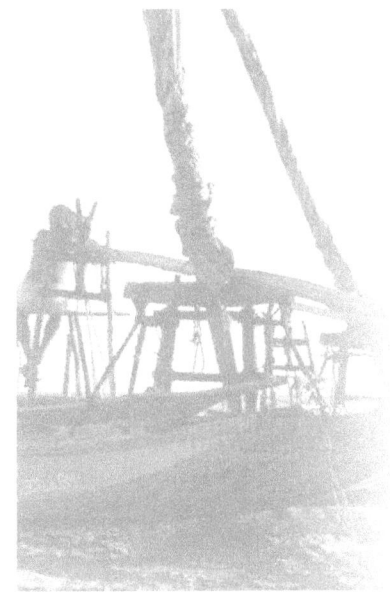
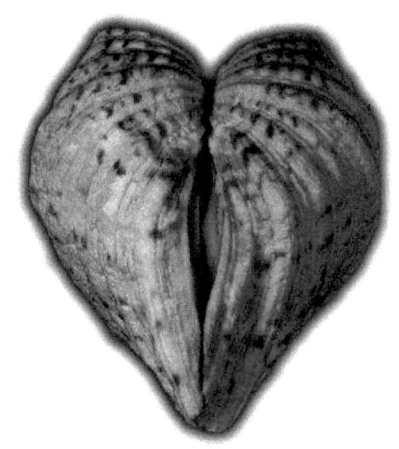

Yhelda de Alencar Felício

2015

ÍNDICE

CIRURGIA ÍNTIMA MASCULINA E FEMININA, 25 ANOS DE "FOLLOW UP", MEDICINA DE EVIDÊNCIA.

RESUMO

Introdução: A Literatura mundial apresenta limitadas contribuições sobre Cirurgia Íntima quer masculina ou feminina. Este trabalho versa sobre a experiência vivenciada durante vinte e cinco anos, desde 1989 à 2014 em que 749 casos foram registrados, sendo 113 do sexo masculino e 636 do sexo feminino (Tabela I). Destaca-se além das distrofias femininas do pequeno, grande lábios e púbis (maior casuística) a reconstrução de hipotrofia e atrofia do tórax masculino (Síndrome de Poland) utilizando prótese de silicone rígido, tipo Aiache e reconstrução de Ginecomastia aberrante (jamais vista, a propósito de um caso) através de Lipoescultura com seringa associada a exérese mamária via axilar, em que evita cicatriz na mama. **Método e Resultado:** um paciente de 32 anos do sexo masculino, com deformidade congênita, portador de síndrome de Poland , recebeu uma prótese de silicone rígida, Tipo Aiache, que foi modelada e implantada sub-muscular (entre o músculo peitoral maior e menor) no tórax direito. Também foram registrados diferentes tipos de Hipotrofia do tórax masculino e que todos os pacientes receberam implantes de silicone peitoral rígido, tipo Aiache , no tórax direito e esquerdo, sendo um, portador de "pectus excavatum".

Um adolescente de doze anos, portador de uma Ginecomastia aberrante, submeteu-se a Lipoescultura com seringa, em que foi aspirado 600 ml de gordura em cada mama, total de 1200ml, associada a exérese da glândula mamária, via axilar, evitando cicatriz na mama. Segundo o resultado histopatológico, a mama direita pesou: 90g e a mama esquerda: 72g, confirmou a hipertrofia mamária. A cicatriz resultante e única, permaneceu escondida nas pregas axilares, em ambas as axilas. Dos 749 casos operados, sendo 84,92% do sexo feminino e 15,08% do sexo masculino. A idade variou de 12 à 70 anos. A deformidade mais frequente no sexo feminino foi: hipertrofia do pequeno lábio . No sexo masculino , a afecção mais frequente foi Hipotrofia peniana (Tabela II). **Conclusão**: a importância destas patologias não têm limite nos seus portadores. A Cirurgia Íntima é uma cirurgia de nuança, que somente um médico qualificado poderá executá-la. A reconstrução do tórax masculino deve ser realizado por cirurgião realmente experiente, que saiba selecionar não somente o paciente, bem como que tipo, forma e tamanho de implante que deverá ser usado de acordo com cada caixa torácica e problema existente. Quanto a ginecomastia com acentuado tecido adiposo e hipertrofia da glândula mamária no tórax masculino, quando associados, não descartar a possibilidade de trata-la além de: através da Lipoescultura com seringa, lançar mão da ressecção da glândula mamária via axilar, evitando cicatriz na mama, pois a grande maioria dos homens não aceitam o estigma da cicatriz em suas mamas.

Se faz necessário divulgar tais procedimentos, baseada na experiência da autora, face às consequências que determinam quando não executadas dentro da necessária realidade.

COMPLICAÇÕES:

O índice de complicação foi inferior à 2%, mais precisamente: 1.98%. (Tabela III).

Descritores: Genitália externa, ptose de braço e de coxas, tórax masculino, cirurgia intima masculina e feminina, púbis/cirurgia.

AGRADECIMENTOS

Agradeço a Deus por ter me dado a oportunidade de poder ajudar aos pacientes portadores de problemas íntimos. A todos os pacientes que se submeteram a cirurgia íntima, hoje mais de um mil pacientes, pois me possibilitaram coletar dados e registrar nesta obra.

E um agradecimento especial ao meu filho Yuri Felicio Cavalcante que em todos os momentos de minhas dificuldades com a tecnologia da computação, ele foi preciso com o seu domínio de informática.

DEDICATÓRIA

Dedico esta obra aos colegas cirurgiões plásticos que possam aumentar o universo de tratamentos em pessoas portadoras de problemas íntimos.

Aos portadores de enfermidades íntimas que possam se submeter a tratamentos cirúrgicos , conseguindo satisfação pessoal e contribuindo para um mundo melhor.

INTRODUÇÃO

A autora com quarenta e um anos de experiência médica, tenta colaborar registrando alguns casos de medicina de evidencia sobre anomalias de braços, em que se corrige casos de hipertrofia e/ou ptose (o indesejável tchausinho), através de Lipoescultura com seringa e lifting dos braços (Foto 1 A e B).

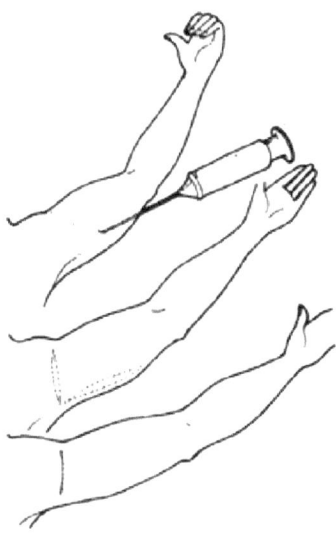

(Foto 1 A)

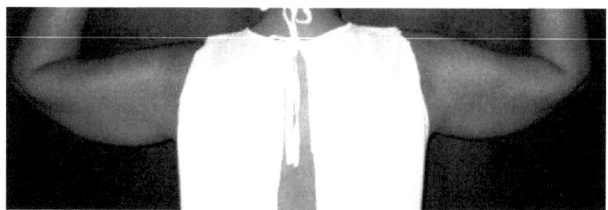

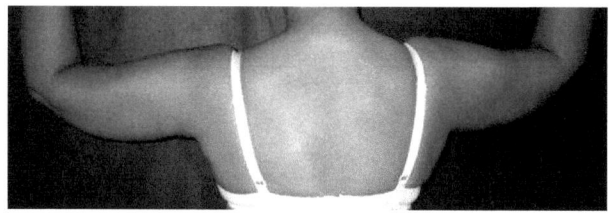

Coxas: ptose e/ou hipertrofia de coxas, através da Lipoescultura com seringa e lifting de coxas (Foto 2 A e B).

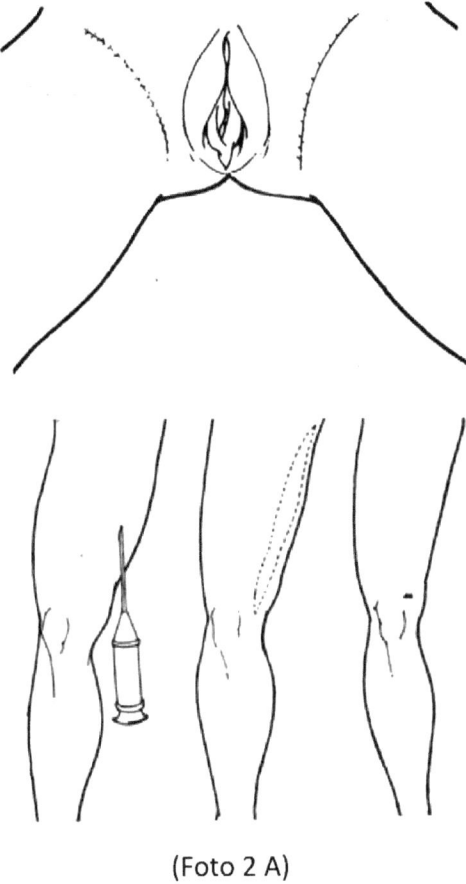

(Foto 2 A)

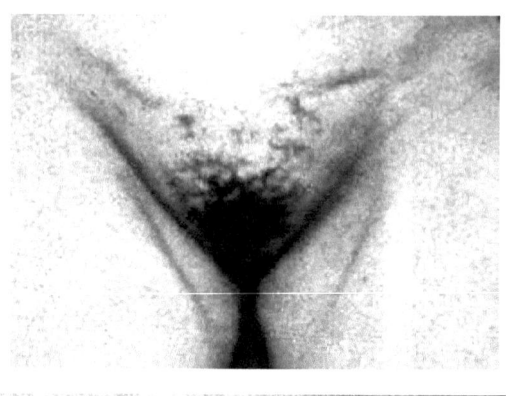

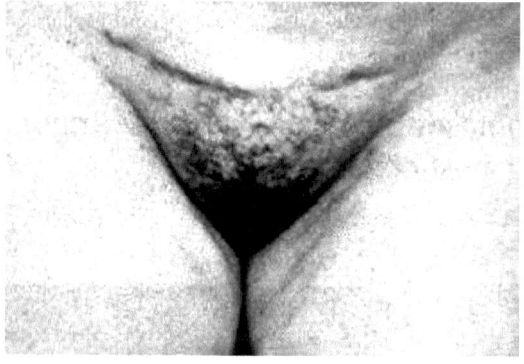

(Foto 2 B)

Púbis e genitália externa quer masculina: Hipotrofia de pênis ,
correção através do implante de gordura autóloga, não mais do
que 100 cc de gordura deverá ser implantada, para cada tempo
cirúrgico, (Fotos:3A e B, C e D, E e F).

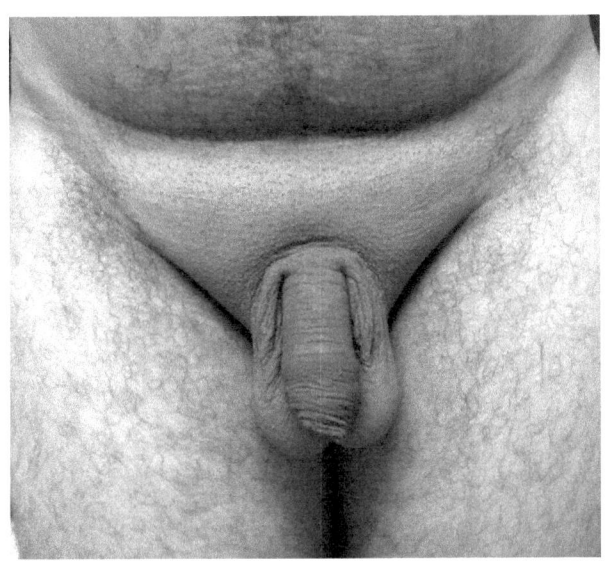

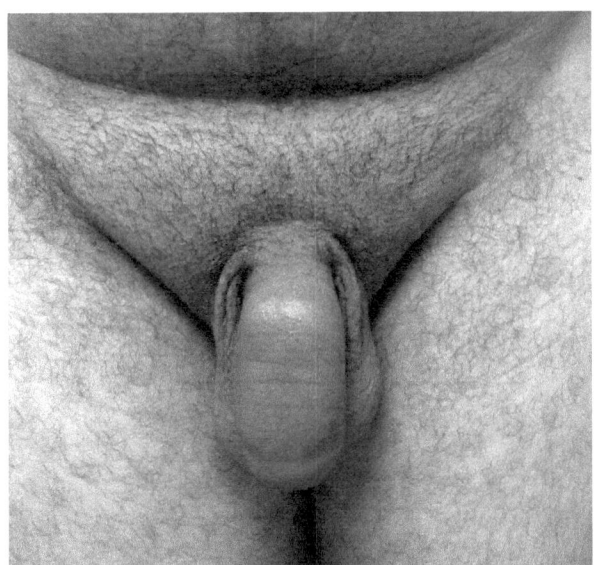

(Foto 3 A)

Implante de gordura autóloga em pênis (100cc) pre e após uma
semana vista frontal

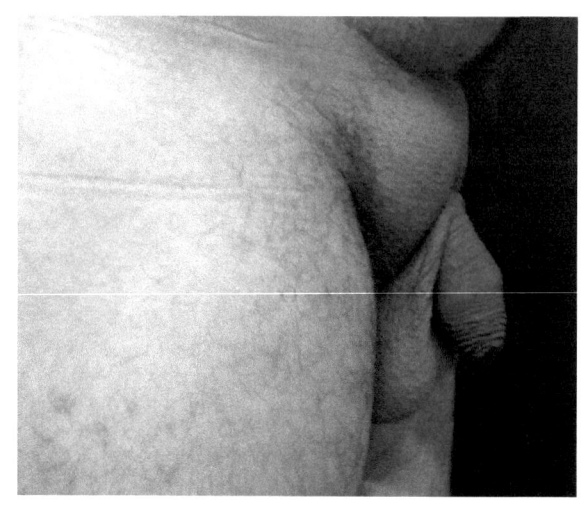

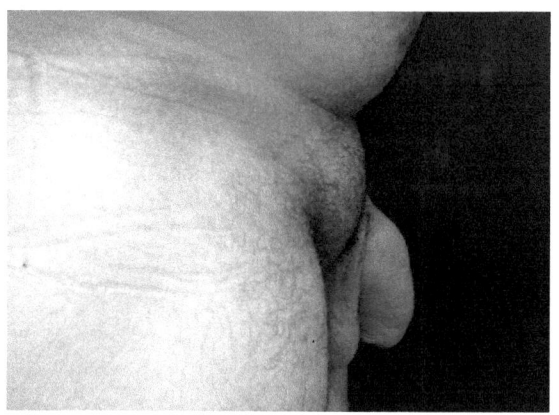

(Foto 3 B)

Mesmo caso vista lateral

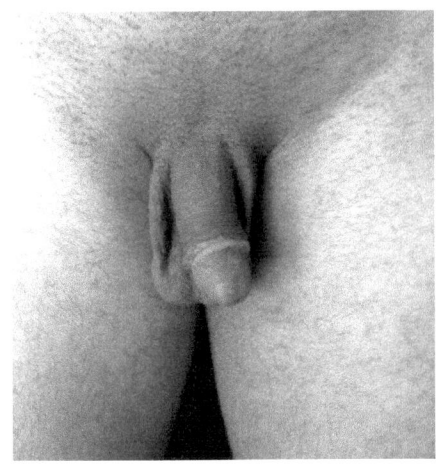

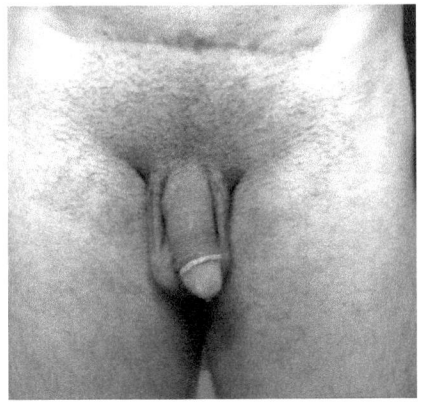

(Foto 3 C)

Implante de gordura autóloga, 70cc, vista frontal pre e pós-
operatório – um ano.

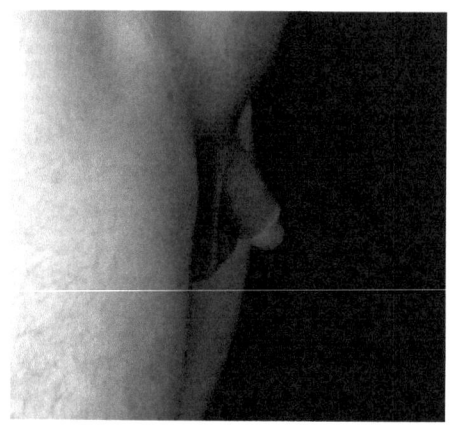

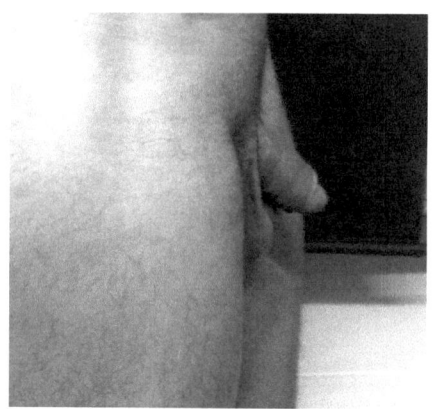

(Foto 3 D)

Mesmo caso vista lateral

Implante de gordura autóloga (100cc) vista frontal pre e após seis meses

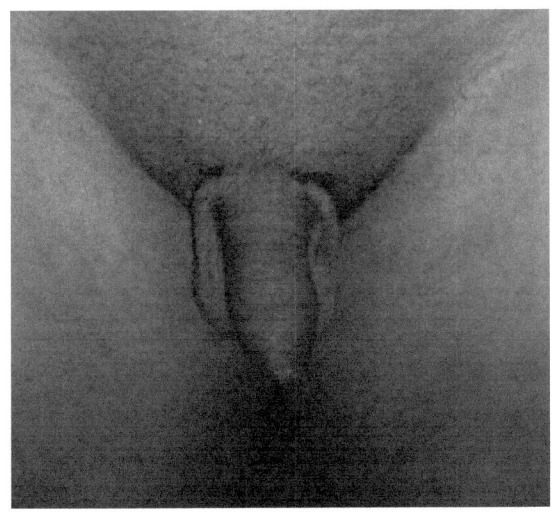

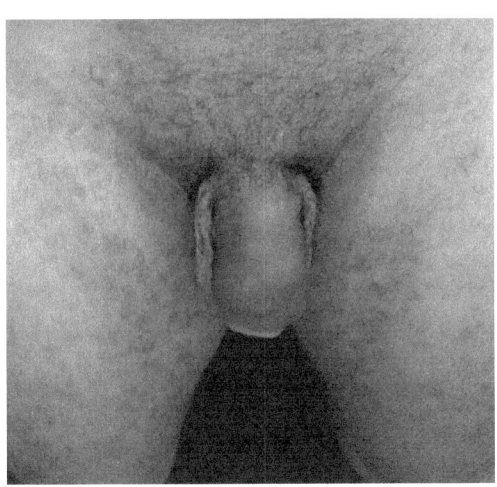

(Foto 3 E)

Mesmo caso vista lateral

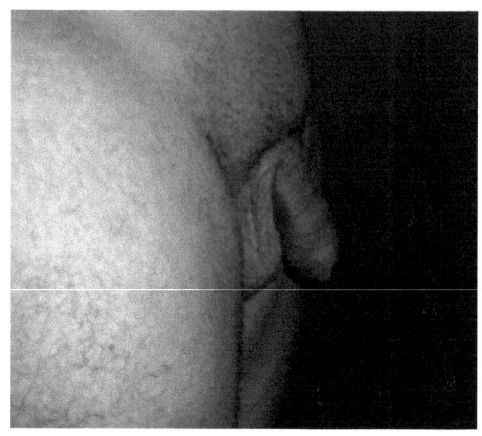

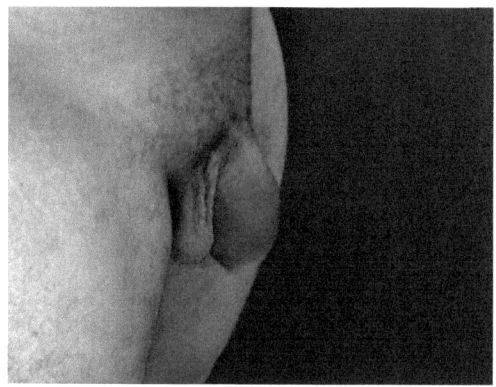

(Foto 3 F)

Caso seja necessário um maior implante, deverá ser realizado somente após um ano, do primeiro enxerto autólogo. Existe na literatura mundial, que colega ao implantar 300cc de gordura em pênis, teve resultado drástico, com necrose de pênis, motivo que perdeu sua licença de operar.

Como problemas da genitália externa feminina, a mais corrente é a Hipertrofia dos pequenos lábios. A correção deverá ser feita com uma incisão vertical tortuosa em "S ", porque se consegue resultados muito naturais, pois, é respeitada a anatomia original.

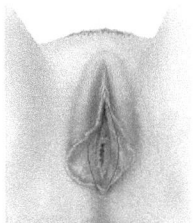

(Foto 4)

Há colegas que cortam em "V" no sentido horizontal, que discordamos, pois contraria as linhas de força nesta região, podendo provocar cicatrizes hipertróficas ou queloideanas. A segunda patologia mais encontrada, neste estudo, foi Hipertrofia do prepúcio clitoridiano, com 150 casos registrados e a sua correção se faz com duas incisões em fuso, uma de cada lado, em que se retira apenas os excessos de pele ao redor do clitóris, jamais deverá cortar o clitóris, pois, sabe-se que o mesmo contem uma inervação muito importante , responsável pelo o grande prazer da mulher (orgasmo)

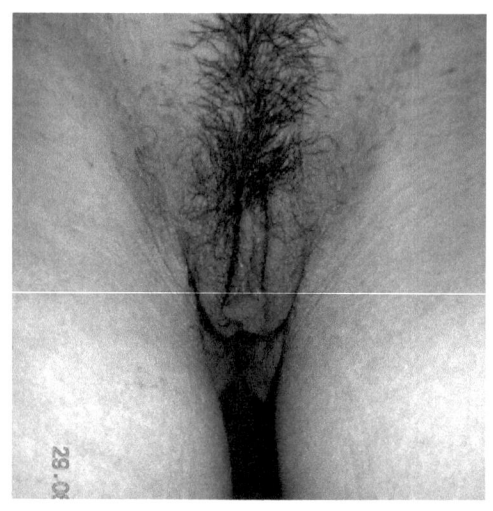

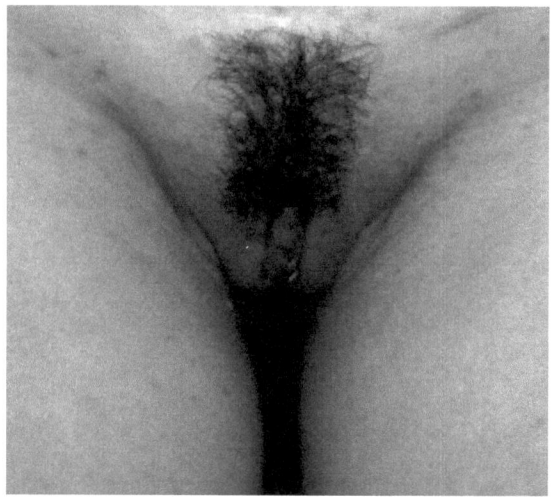

(Foto 4 A)

Correção de hipertrofia dos pequenos lábios, em "S", vista
frontal, pre e pós-operatório.

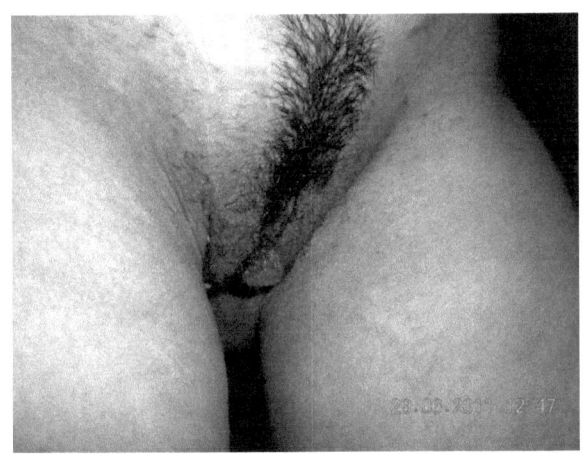

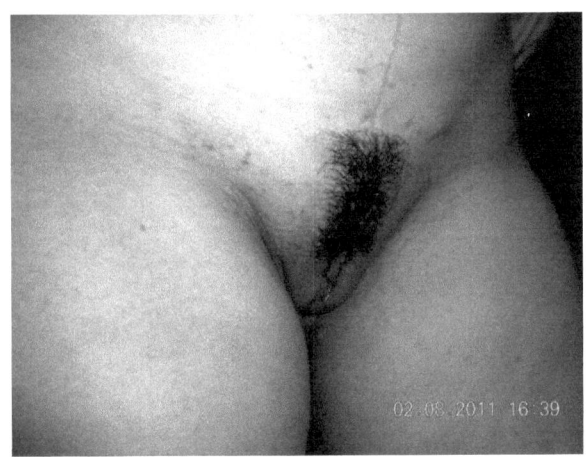

(Foto 4 B)

Mesmo caso ,vista lateral, pre e pós-operatório

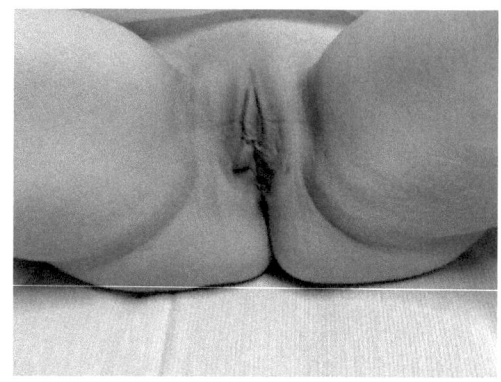

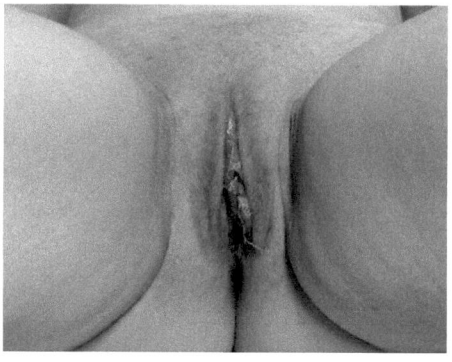

(Foto 4 C)

Correção de hipertrofia de prepúcio clitoridiano, associado a hipertrofia dos pequenos lábios, pre e pós-operatório, vista frontal.

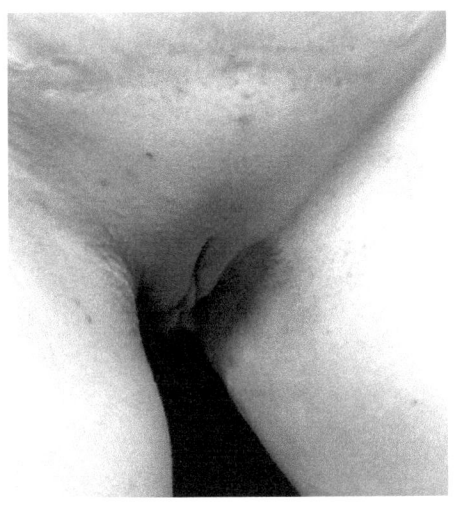

(Foto 4 D)

Mesmo caso, pre-operatório vista lateral direita

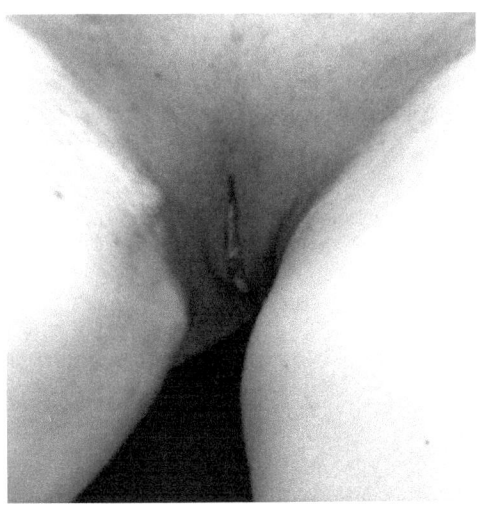

Mesmo caso, pós-operatório, vista lateral esquerda.

este caso apresenta associação de hipertrofia dos pequenos lábios e clitóris enclausurado ou hipertrofia de prepúcio clitoridiano (https://youtu.be/-AioaxHaj4E) Os pequenos lábios são muito bem irrigados, consequentemente a cicatriz é bastante satisfatória, em 386 casos operados, de hipertrofia dos pequenos lábios, não foi registrado nenhum caso de queloide ou cicatriz hipertrófica.

A autora chama a atenção para preservar o nervo dorsal do clitóris,

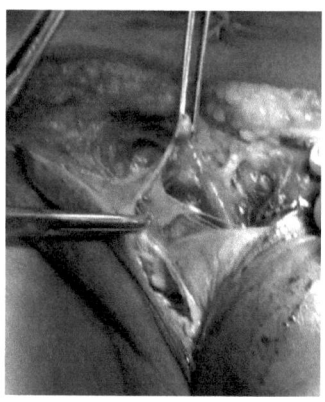

(Foto 5)

além de originar os nervos labiais posteriores, é responsável por toda inervação desta região. Dissecação em cadáver feminino.

As anomalias do tórax masculino, como atrofia, hipotrofia ou hipertrofia e todas estas patologias aqui citadas, são classificadas como Íntimas, porque a grande maioria dos pacientes apresentam-se bastante constrangidos com tais patologias e dificilmente se conversa este assunto entre homens, mulheres e também entre médicos, pois até hoje existe um grande Tabu sobre este especifico assunto. Assunto que carece de publicações na literatura mundial da Cirurgia Plástica. Apesar da autora já ter apresentado esta sua pesquisa em todos Continentes do Planeta Terra em Congressos Médicos de sua Especialidade (Cirurgia Plástica) a grande maioria dos colegas não fazem perguntas em plenário, porém, nos corredores do local do Congresso.......

Na atualidade porém, na internet muitos tratamentos estão surgindo para se conseguir uma modelagem para o tórax masculino.

Chama-se a atenção que alguns desses tratamentos, sabe-se que são prejudiciais para saúde do ser humano, como o uso de hormônios, "bombas" em que se consegue o aumento da musculatura peitoral, porém, se adquire inúmeras complicações sistêmicas tais como: problemas: cardíacos, hepáticos, câncer; no homem: involução peniana e na mulher: hipertrofia dos pequenos lábios e até mesmo a morte nos dois sexos.

A autora chama a atenção de que tem sido constante a divulgação na internet para o uso de implantes de substancias no pênis no homem e nos pequenos, grandes lábios e na vagina, na mulher , a Bioplastia?????? Estes procedimentos são maléficos pois além de produzir fibroses, tumorações locais, poderá até haver necrose de tecidos, (foto 6) (esta foto foi gentilmente

cedida pelo colega de Brasilia Dr. Carlos Augusto Carpaneda).
Caso muito difícil de correção.

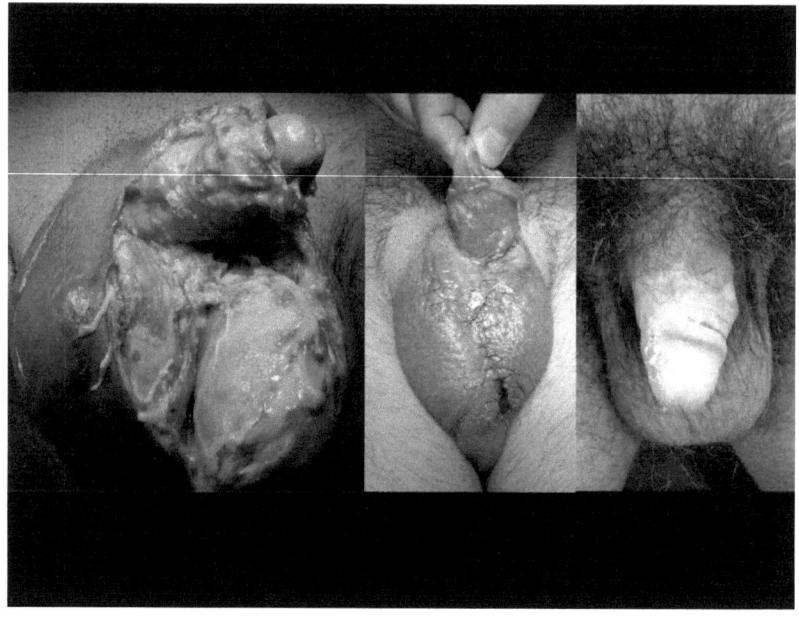

Foi realizado dissecação em cadáver,

(foto 7)

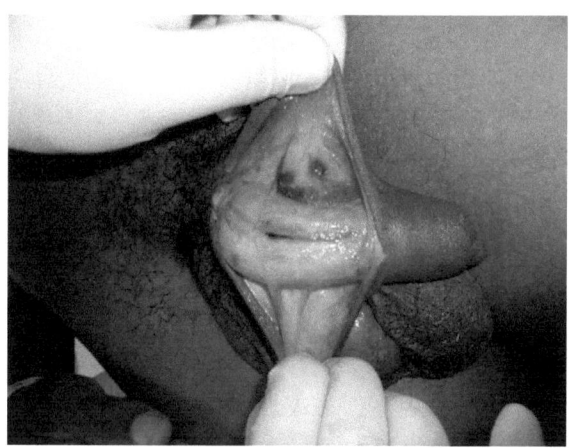

no homem, para comprovar que é possível implantar gordura no pênis, pois, a região que tem gordura poderá receber o implante de gordura autóloga, apesar de ser escassa a camada de gordura em pênis. A autora chama a atenção dos colegas que jamais deverá ser implantado substancias no pênis, pois, há possibilidade do implante migrar para os testículos e propiciar gigantismo, além de se "petrificar", ou seja fibrosar (foto 8 e 9),

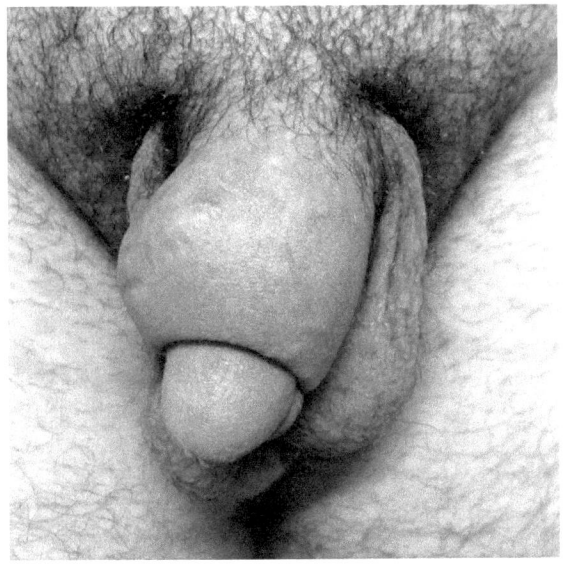

(Foto 8)

Paciente portador de tumoração de aproximadamente 3X4cm a palpação, aderente aos planos profundos. Vista frontal.

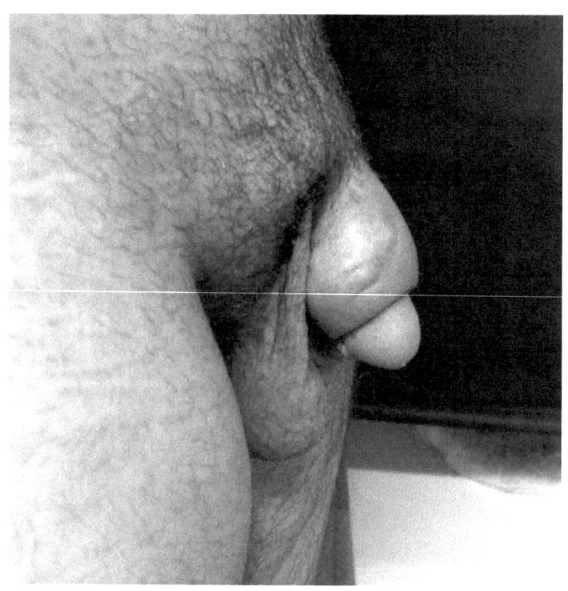

(Foto 9)

Mesmo caso, vista lateral direita.

(implante de restilane em pênis, por um colega cirurgião plástico). Neste caso foi aconselhado o paciente submeter-se a retirada da tumoração existente previamente e somente após um ano se submeter a um implante de gordura autóloga, o paciente em questão ficou muito decepcionado e não sabe ainda o que fazer....... Obs. Este jovem de 28 anos de idade, se encontra com dor local e há oito meses, não tem relação sexual, informa que desde a sua última cirurgia (há oito meses), quando o mesmo colega que implantou restilane em seu pênis, tentou retirá-lo cirurgicamente......

O tórax masculino é uma região "de veras" sedutora e transmite principalmente para as mulheres, sexualidade e atração quando o homem expõe um tórax bem torneado, por que não dizer, robusto, propiciando segurança, um "porto seguro".

Com o surgimento da AIDS, muitos homens não querem demonstrar fraqueza, daí as academias de ginástica são muito procuradas, pois o homem tem o seu tórax como um verdadeiro "troféu", na grande maioria. Na puberdade quando o homem não realiza exercícios físicos, na fase adulta poderá haver hipotrofia ou mesmo atrofia dos músculos peitorais, então o implante de silicone peitoral, rígido e/ou gel (específico para o tórax masculino) (fotos 10 e 11),

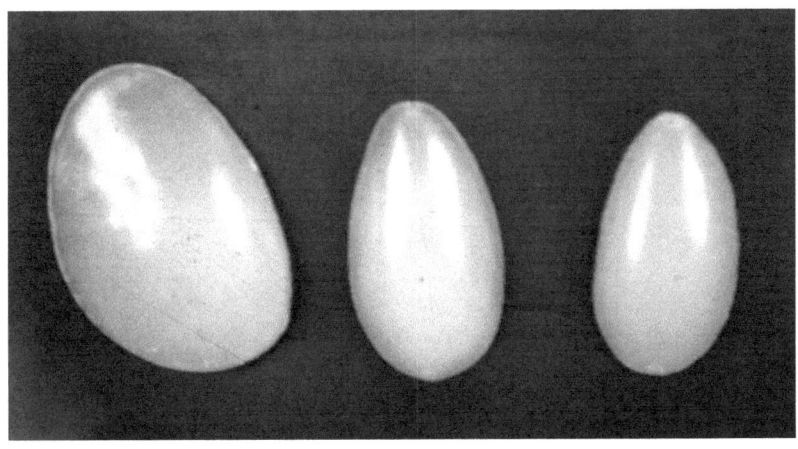

(Foto 10)

prótese para o peitoral masculino de silicone rígido, tipo Aiache.

SUPERFÍCIE LISA   SUPERFÍCIE TEXTURIZADA

(Foto 11)

prótese para o peitoral masculino de silicone gel com superfície lisa e texturizada.

bem como, o enxerto de gordura autóloga, poderá ser indicado.

Em 1991, quando o implante mamário de silicone gel foi proibido nos EEUU, Adrien Aiache (1) idealizou um implante de silicone rígido, moldável, para o tórax masculino (foto 12).

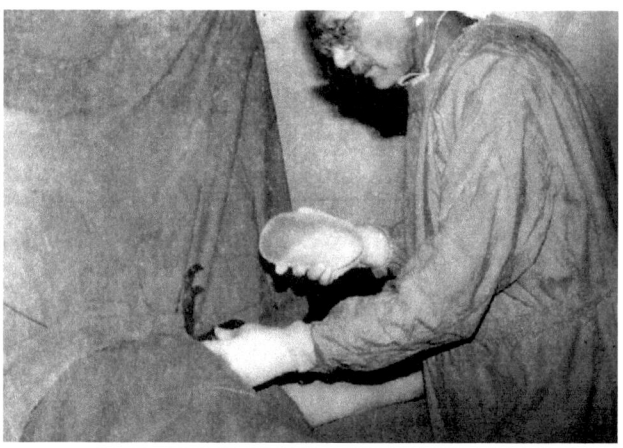

(Foto 12 A)

Dr. Adrien Aiache, pioneiro do implante de silicone no peitoral masculino.

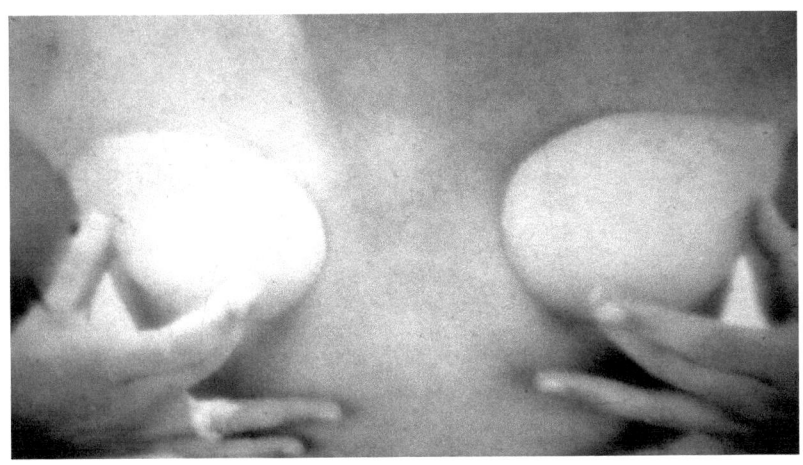

(Foto 12B)

paciente testando a localização e tamanhos dos implantes, tipo Aiache, previamente a cirurgia.

Em 1992, Yhelda Felicio(2) publicou na revista francesa: La revue de chirurgie esthétique de langue française, sua experiência de Cirurgia Íntima, incluindo a reconstrução do tórax masculino com implante de silicone rígido, portanto a hipotrofia do tórax masculino foi incluída como uma das patologias da Cirurgia Íntima Masculina, porque se sabe que muitos homens ficam constrangidos de expor o seu tórax, em praias, piscinas, devido uma atrofia, hipotrofia do tórax e/ ou ginecomastia. Com a evolução da pesquisa, Yhelda Felicio (3,4) publicou novos estudos nas revistas: americana: Aesthetic Surgery Journal em 2007 e em 2011, publicou o seu estudo de duas décadas de Cirurgia Íntima na Revista Brasileira de Cirurgia Plástica.

Motura(5) (2009) e Triana(6) (2012), descrevem sobre: Labia majora hypertrophy e Refreshing labioplasty techniques for plastic surgeons, repectivamente.

OBJETIVOS

1 - A eliminação de males que perturbam a alma, através da Cirurgia Íntima é um dos intentos desta pesquisa, tentando buscar um mundo melhor com relações saudáveis entre homens e mulheres.

2 - Reconstruir o tórax masculino com deformidades congênitas, nas hipotrofias ou atrofias com implante de silicone rígido, moldável, tipo Aiache (Fotos: 13A e B, 14Ae B e 15).

(Foto 13A)

Fotos cedidas pelo pioneiro do método, Dr. Adrien Aiache.

A – vista frontal, antes e depois

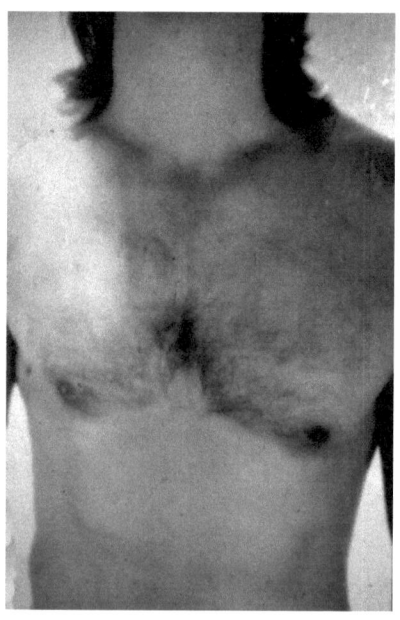

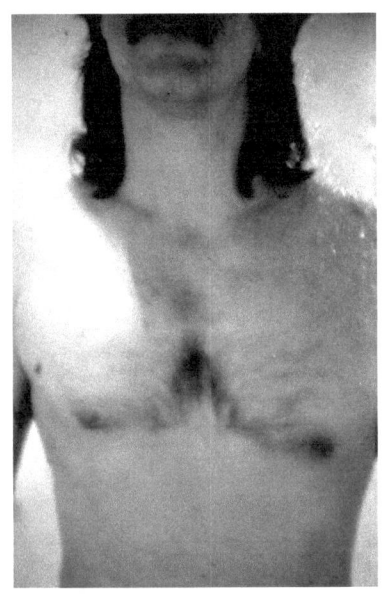

e B – vista lateral: antes e depois.

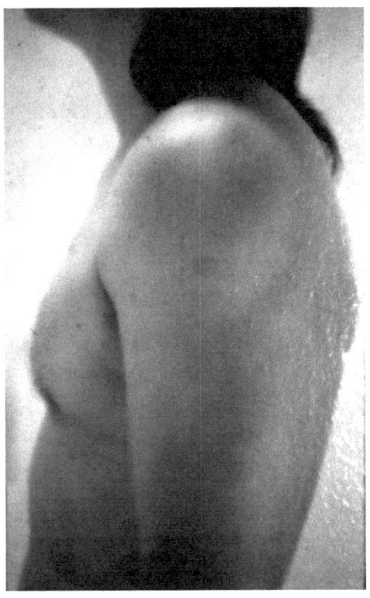

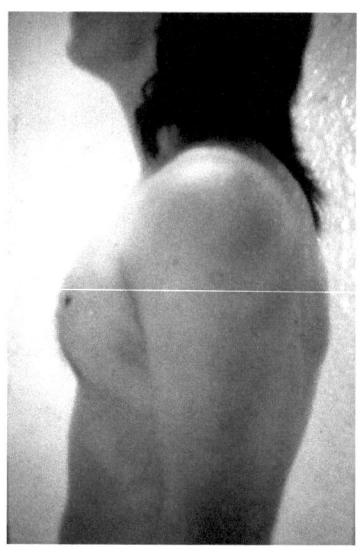

(Foto 14)

Paciente de 33 anos, com "pectus excavatum", recebeu um implante de silicone rígido tipo Aiache, maior tamanho ,no espaço inter- muscular (entre os músculos peitorais maior e menor).

A – vista frontal antes e depois, apenas após um mês de pós-operatório. Caso de Pectus Escavatum.

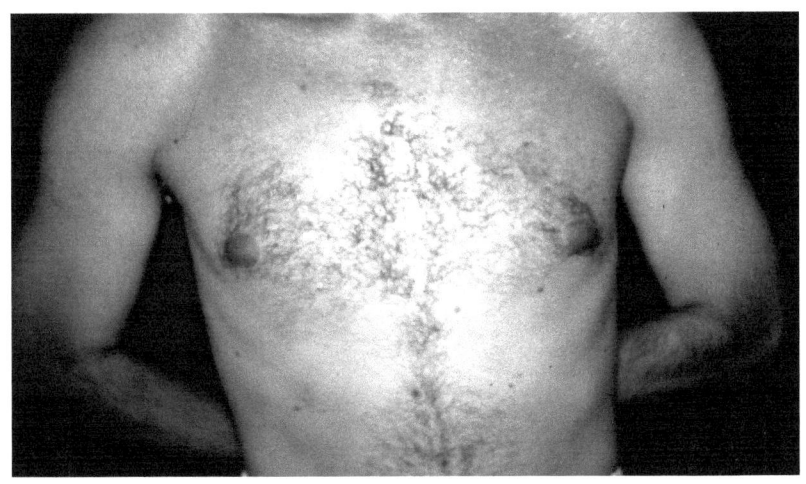

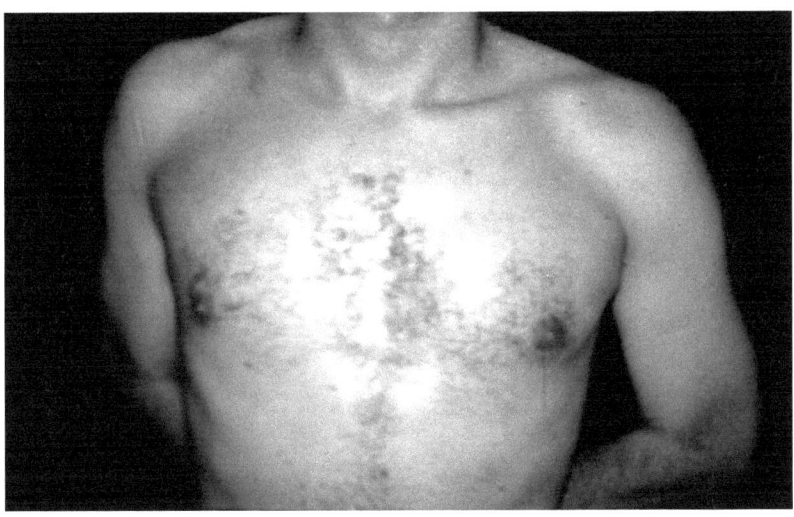

B – vista obliqua, antes e depois, mesmo caso.

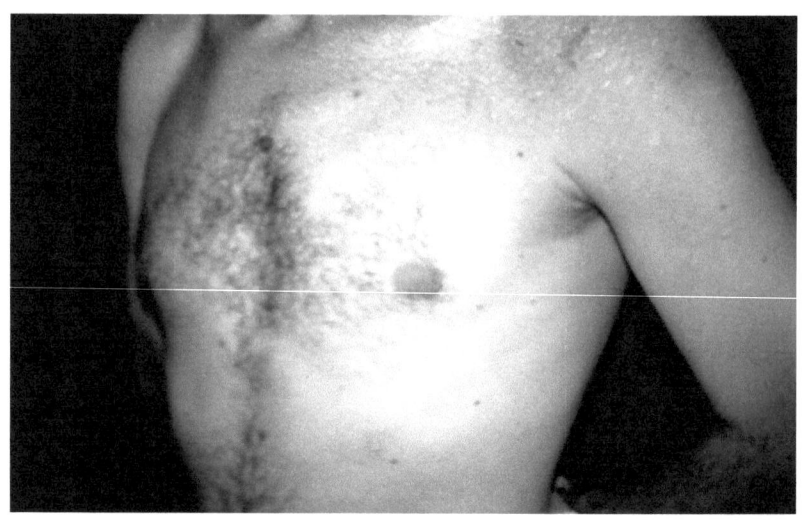

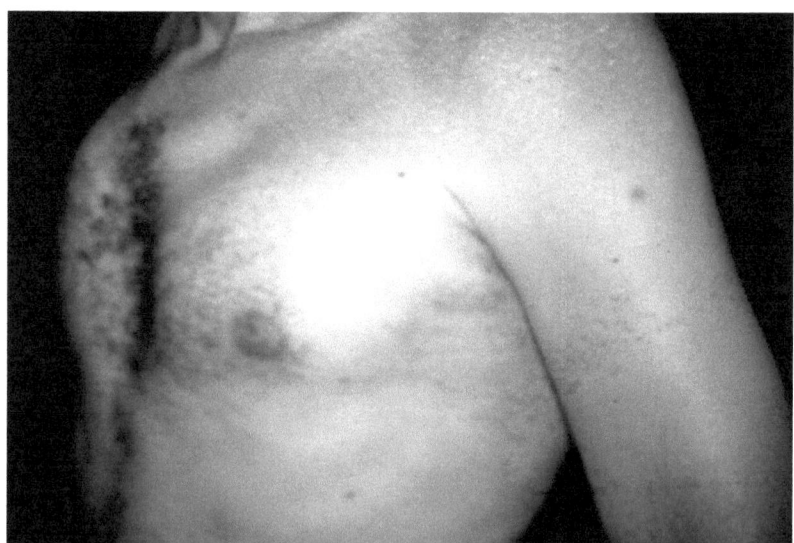

Paciente de 29 anos, portador de hipotrofia dos músculos peitorais, vista lateral, antes e depois, após um ano que recebeu um implante de silicone rígido tipo Aiache, tamanho médio.

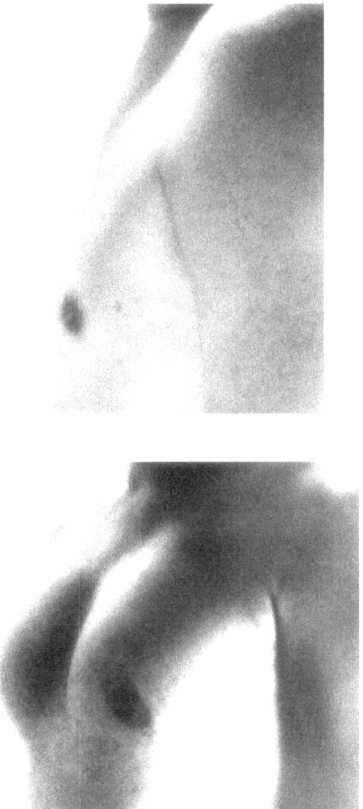

No caso de Ginecomastia aberrante, a propósito de um caso, através da Lipoescultura com seringa, associada a extração da glândula mamária, via axilar, evitando cicatriz na mama,(Fotos: 16 A e B).

(Foto 16)

Ginecomastia aberrante.

A – vista frontal, antes e depois de um ano.

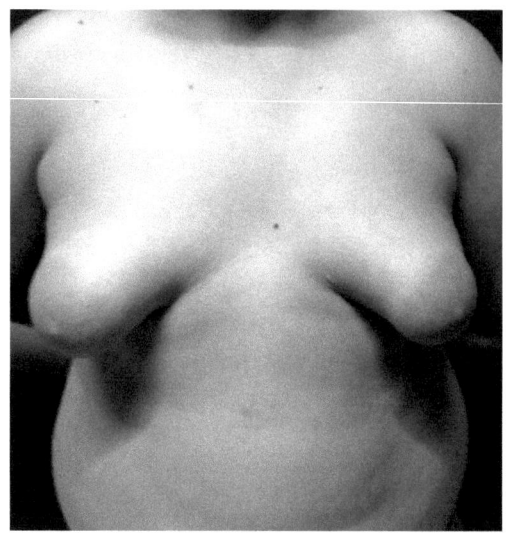

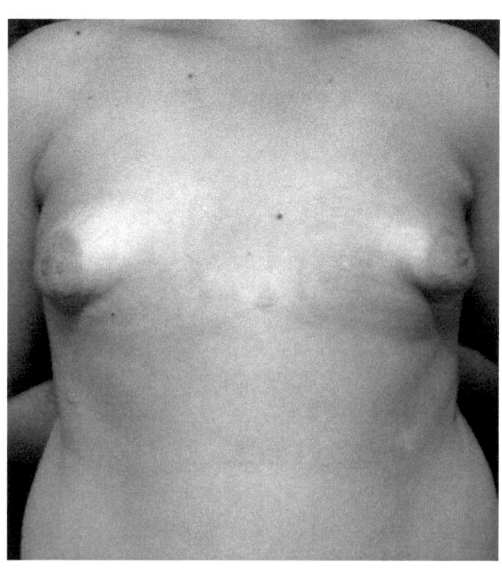

B – vista lateral – antes e depois, mesmo caso.

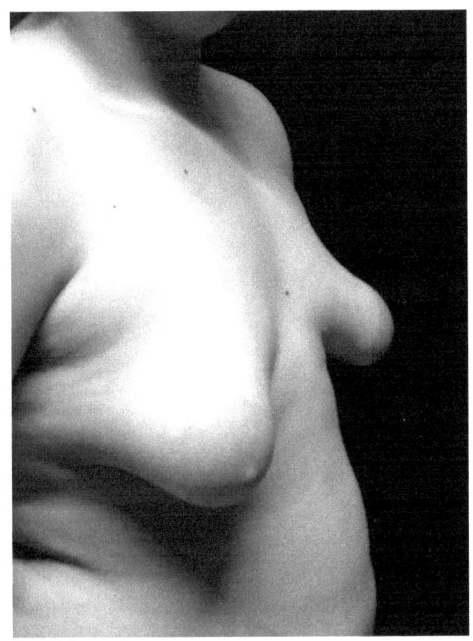

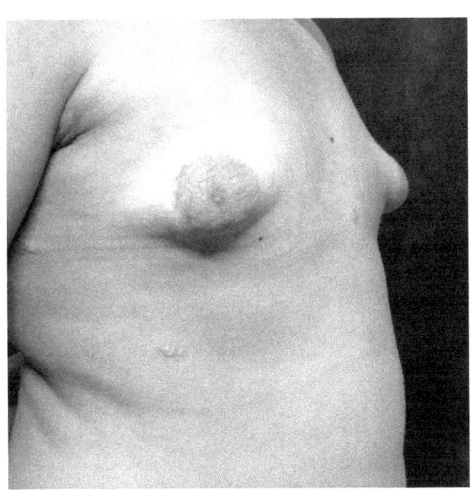

Obs.: paciente estar em crescimento, acredita-se que haverá maior retração de pele e ele deverá perder peso, pois ganhou seis quilos após um ano.

MÉTODOS

1- Antes duas horas do ato cirúrgico usar: cefalotina 1gr EV. Anestesia peridural. Nos casos de hipotrofia e atrofia (Síndrome de Poland), (Fotos: 17 A, B e C) do tórax masculino, foto 17 (A,B,C) – Síndrome de Poland, paciente com deformidade congênita, com atrofia dos músculos: peitoral maior e menor, de 32 anos de idade. Recebeu um implante de silicone rígido, tipo Aiache , maior tamanho, que foi recortado até se conseguir um excelente encaixe, na loja confeccionada intermuscular.

A – vista frontal, antes e depois, após um ano.

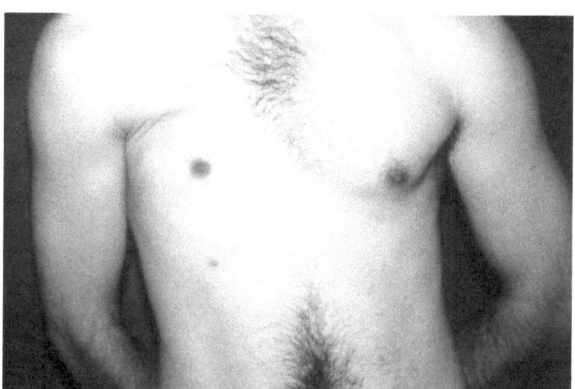

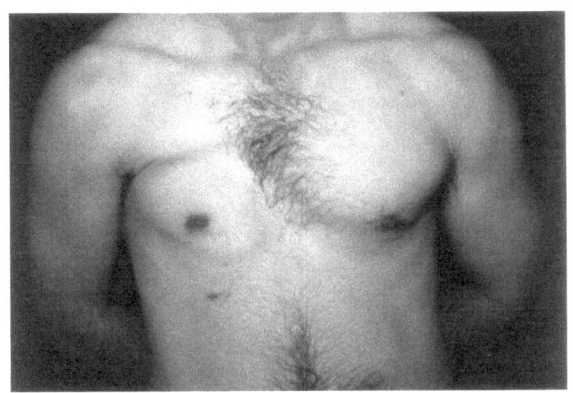

B – vista lateral antes e depois, mesmo caso .

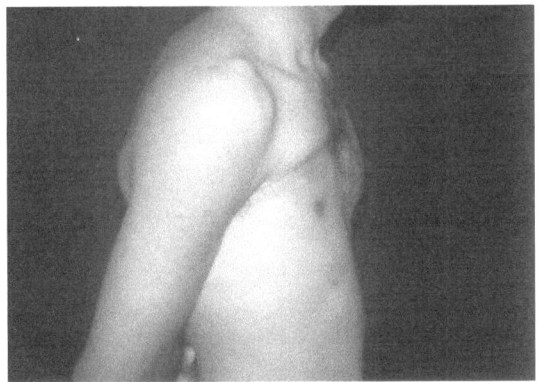

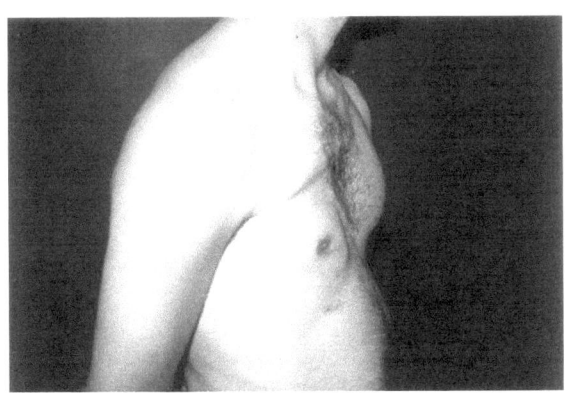

É necessário fazer uma associação c/ implante de gordura
Autóloga, no polo superior da mama direita, porém, o paciente
se diz satisfeito c/ o resultado
Obtido

C – "close".

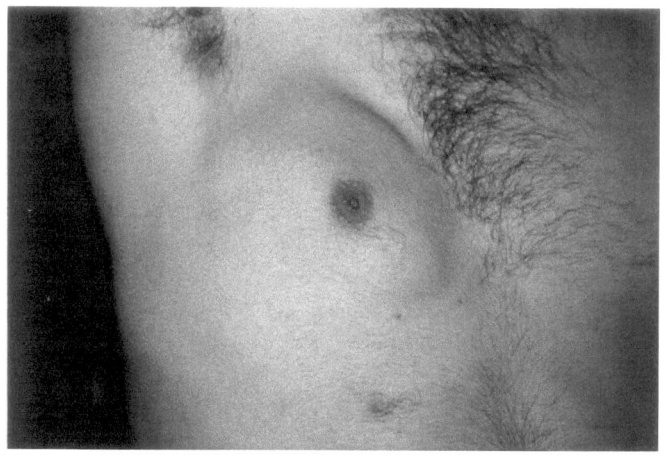

o método de escolha foi: via axilar: através de uma incisão
fusiforme na axila (entre os pelos axilares) e descolamento por
planos com válvula de Hegar (porque além de fazer um
descolamento rombo, reduz o tempo cirúrgico)realizando com o
mínimo de traumatismo, propiciando uma loja entre o músculo
peitoral maior e menor, buscando conseguir uma loja um pouco
maior que o implante escolhido. Esta loja deve ser justa, nem
com grandes folgas, nem com pressão acentuada, para receber
um implante adequado para cada caso. No caso de Síndrome de
Poland, se faz necessário modelar o implante no ato da cirurgia.
Não se recomenda o uso de expansores antes de introduzir o

implante de silicone, sabe-se que o tórax dos portadores de Síndrome de Poland oferece menos resistência que um tórax normal, não é raro a presença de um implante de silicone no tórax, apresentar a médio e/ou a longo prazo, depressões na caixa torácica. A hemostasia deverá ser rigorosa, usa-se: radiofrequência que corta e coagula ao mesmo tempo, reduzindo o sangramento, consequentemente o tempo cirúrgico. As suturas, por planos: muscular, com vicryl 3 zeros, subcutânea: também vicryl 4 zeros e pele: mononylon 4 zeros, sutura continua e separada. Muito importante lavar o implante com soro fisiológico e antibiótico (cefalotina 1gr) e o mesmo permanecer o mínimo possível exposto. Relevante trabalho, recentemente foi publicado em fevereiro de 2015 pelo grupo da Universidade de Macquarie, na Australia, Honghua Hu (7): "Chronic Biofilm Infection in Breast Implants is Associated with an Increased T-Cell Lymphocytic Infiltrate: Implications for Breast Implant – Associated Lymphoma". Uso de antibiótico e antinflamatório oral por sete dias via oral. Quanto ao curativo: contensivo, com alcochoados nas axilas e ataduras de crepom no tórax que deverá permanecer por 24 horas. Asseio rigoroso diário, mantendo sempre muito limpa a área operada. Bolsas frias de 6 a 10 vezes ao dia, por dez minutos cada utilização. Após uma semana de pós-operatório, aconselha-se massagem manual no tórax, diariamente por quarenta dias.

2- Especificamente no caso de Ginecomastia aberrante, a escolha dos métodos se baseia pela experiência de Felicio, YA (8) (1997) que há duas décadas opera redução mamária via axilar,

(Foto 18)

Incisão fusiforme na axila

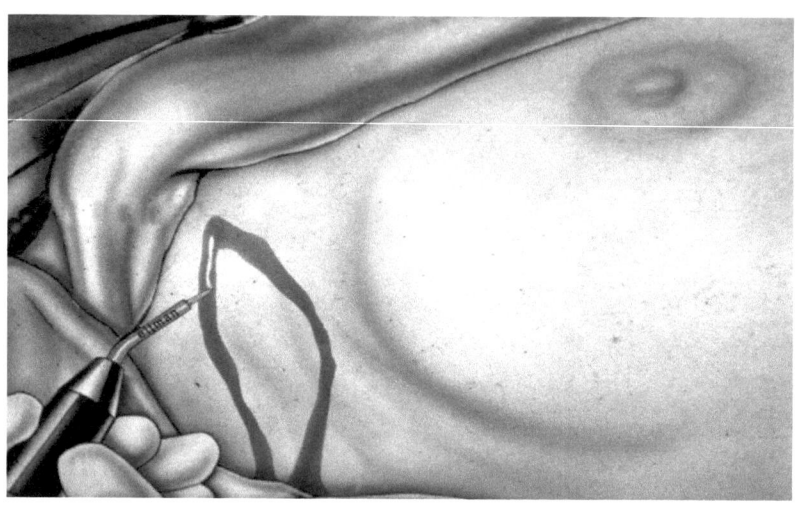

que evita cicatriz na mama, a mesma permanece escondida nas pregas axilares, . A grande maioria dos homens não querem expor estigmas de cirurgias. O método 1 – Lipoescultura com seringa idealizado por Pierre Fournier (9) (1991) em que foi aspirado 1200ml de gordura de ambas as mamas e axilas, sendo 600ml da cada lado.

(Foto 19)

1200 ml de gordura aspirada, de um paciente de 12 anos de idade, portador de Ginecomastia aberrante, através da lipoescultura com seringa, método de Pierre Fournier, 600ml de gordura em cada cuba.

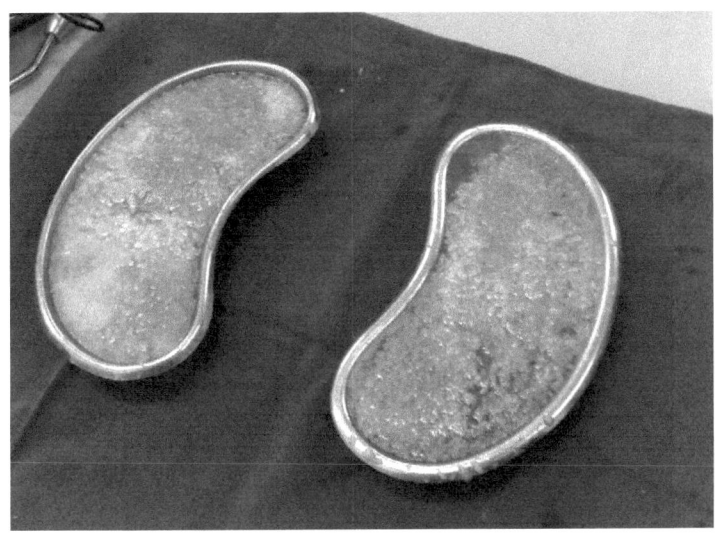

O método 2- A exérese da glândula mamária foi realizada pela via axilar através de uma incisão fusiforme contornando a axila, buscando um excelente plano de clivagem que é intraglandular. Não se deve superficializar para não queimar a pele, tão pouco aprofundar para não cortar músculos, através da Radiofrequencia que corta e coagula ao mesmo tempo, evitando maiores sangramentos, consequentemente, diminuindo o tempo cirúrgico. Se retira o tecido mamário, pouco a pouco, que neste caso específico foi retirada a mama por completo.

Glândula mamaria sendo ressecada, pela via axilar, com radiofrequência.

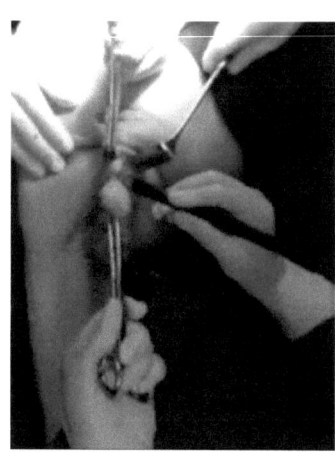

(Links: 3D cirurgia mamária redutora via axilar - https://youtu.be/aknIy9Zz8jo ;

Ginecomatia aberrante –

https://youtu.be/LuoR8eGQLQU

Suturas por planos com vicryl 3 zeros e mononylon 4 zeros. Repetir os cuidados pós-operatórios já descritos.

DISCUSSÃO

Apesar de que desde de 1991 iniciou-se o uso de implante de silicone peitoral masculino nos EEUU, nesta época, lá , bastante procurado o método por artistas de cinema e "Bodybuilding" o método não teve adeptos principalmente aqui no Brasil, porém, na atualidade ainda alguns poucos colegas têm se interessado pelo tema. Após quatorze anos de nossa primeira publicação, em 2006 o colega Luiz Haroldo (10) registra sua experiência com implante de peitoral. Recentemente, 2014, Benito Ruiz (11) registra sua experiência, na verdadeira "bíblia" dos implantes que recomendamos: "Encyclopedia of Aesthetic Rejuvenetion Through Volume Enhancement", da autoria de Berish Strauch e Charles K. Herman (12) .

Passo a passo os Congressos de nossa especialidade têm incluído o tema em questão. Recentemente (18 – 20 de junho de 2015), durante a Vigésima Jornada Mineira de Cirurgia Plástica, em Tiradentes, Minas gerais, a autora teve a oportunidade de apresentar a sua experiência de duas décadas com implantes de silicone em Tórax masculino.

Novas próteses surgiram no mercado, além de rígidas, também suaves.

Concordo com o colega Ruiz , quando afirma na sua recente publicação já referida, que a escolha do implante é baseada principalmente pela medida particular da caixa toráxica de cada paciente.

No caso de Síndrome de Poland, particularmente evita-se uso de expansores, previamente a cirurgia, a nossa preferencia é modelar o implante no momento da cirurgia, tentando encaixa-lo sem folgas, nem compressão, apenas justo.

São vários os tratamentos cirúrgicos para Ginecomastia já amplamente registrados.

Particularmente utilizamos a Lipoescultura com seringa nos casos de excesso de tecido gorduroso no tórax masculino, porém, nos casos de Ginecomastia propriamente dita, em que há o desenvolvimento com hipertrofia da glândula mamária no homem, o método de escolha é: mamaplastia redutora por via axilar, para que se evite cicatriz na mama. A cicatriz resultante será única e escondida nas pregas axilares.

No caso específico registrado neste trabalho, uma criança de doze anos de idade já havia pesquisado não somente na internet, porém, havia buscado três colegas cirurgiões plásticos e todos eles afirmaram que para retirar a glândula mamária seria necessário cortar a mama e finalizar com três cicatrizes (uma vertical, uma horizontal e uma circular, ou seja o T invertido), portanto estes três colegas, como muitos outros, desconhecem ainda a possibilidade de reduzir e elevar a mama, ou retirar a glândula mamária pela via axilar, que evita cicatriz na mama.

A sua escolha foi, somente operar em caso de não ter cicatriz na mama, pois, temia o "bulling", na escola.......

Quanto a cirurgia de correção da Hipertrofia dos pequenos lábios, a sua redução poderá ser feita, porém, jamais mantê-los simétricos, pois não é raro, pacientes solicitarem redução de um dos lados, por ser maior. A natureza é sábia. Após ter sido examinado um mil genitálias femininas, comprovou-se que sempre um lado é maior que outro, acredita-se ser: por proteção, para permanecer o introito vaginal ocluído, evitando inflamação vaginal. Portanto, se faz necessário sempre deixar um lado maior que outro. Também verificou-se que somente acima de 2cm (em largura) é quando existe queixa de excesso de pele nos pequenos lábios, determinando desconforto ao andar de bicicleta, ter relação sexual, visualização de protuberância ao usar um biquíni , etc.

Yakup Karabagli,(13) (2015)recentemente publicou uma nova proposta para aumento de grandes lábios. Usa adrenalina durante a anestesia, particularmente, evitamos usar adrenalina durante a cirurgia, que na realidade diminui o sangramento durante a cirurgia, porém, foi observado que ao se usar adrenalina intra-operatória, a possibilidade de   sangramento no pós-operatório é maior, especificamente na genitália externa feminina.

CONCLUSÃO

Paradigmas devem ser rompidos. Se faz necessário a nossa especialidade acompanhar e aceitar o modismo, porém, sem exageros, através de estudos continuados, buscando soluções acertadas, sem "clichês".

Nos nossos Congressos deve haver maior espaço para os colegas interessados nos assuntos: Reconstrução do tórax masculino e cirurgia íntima.

A escolha do tipo e tamanho do implante peitoral deve ser pessoal, a experiência do profissional é de grandiosa valia. Jamais realizar este procedimento na dúvida......

O médico e o paciente, ambos têm que saber o propósito final destes procedimentos.

Na ginecomastia, sabe-se que é possível retirar a glândula mamária pela via axilar que evita cicatriz na mama.

A retirada de tecidos ou implantes estão situados entre limites estreitos de segurança, portanto, somente operar quando se tem certeza de que o procedimento solucionará o problema e de maneira benéfica.

TABELAS

TABELA I

Cirurgia Íntima masculina e Feminina, 25 anos de "Follow UP", Medicina de Evidência – Sexo (1989 – 2014).

Sexo	Número de casos	Percentual
Feminino	636	84,92
Masculino	113	15,08
Total	749	100

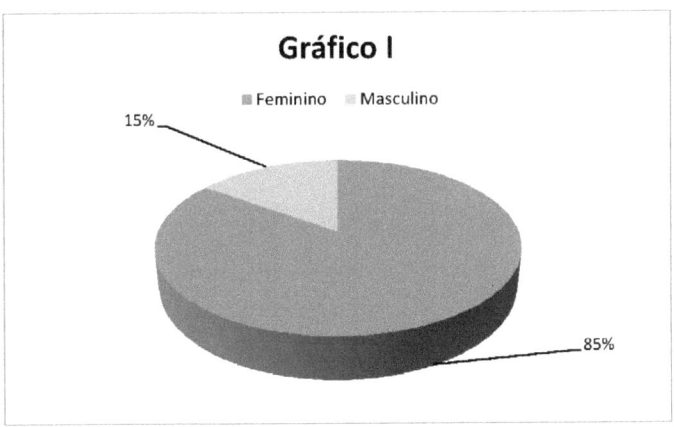

TABELA II

Cirurgia Íntima masculina e feminina, 25 anos de "Follow Up",
Medicina de Evidência _ Patologias (1989 – 2014).

Patologias	N	%
Hipertrofia dos pequenos lábios	386	51,53
Hipertrofia do prepúcio clitoridiano	150	20,02
Hipotrofia de pênis	53	7,07
Ginecomastia	39	5,20
Hipotrofia de grandes lábios	39	5,20
Hipertrofia de púbis feminino	23	3,07
Hipotrofia do púbis feminino	21	2.80
Ptose de braços feminino	13	1.73
Hipertrofia do púbis masculino	9	1.20
Atrofia de tórax masculino	5	0,66
Ausência do pequeno lábio	3	0,40
Ausência de testículo	2	0,26
Sinéquia de freio de pênis	2	0,26
Pequeno lábio extra-numerário	1	0,15

Hemangioma de pênis	1	0,15
Síndrome de Poland masculino	1	0,15
Pectus escavatum masculino	1	0,15
TOTAL	749	100

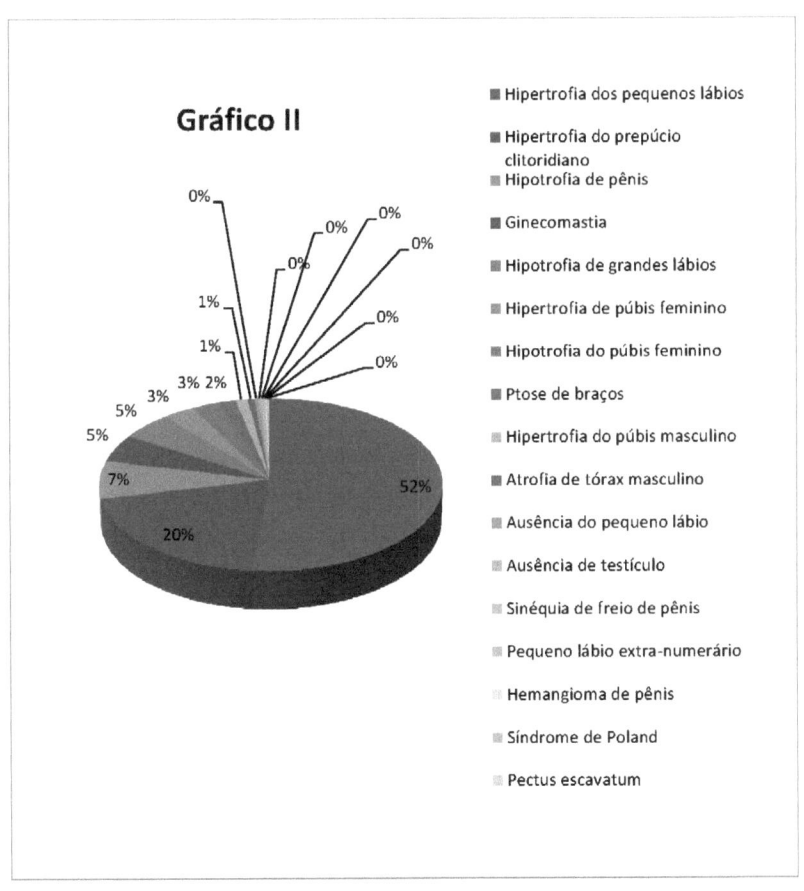

Gráfico II

- Hipertrofia dos pequenos lábios
- Hipertrofia do prepúcio clitoridiano
- Hipotrofia de pênis
- Ginecomastia
- Hipotrofia de grandes lábios
- Hipertrofia de púbis feminino
- Hipotrofia do púbis feminino
- Ptose de braços
- Hipertrofia do púbis masculino
- Atrofia de tórax masculino
- Ausência do pequeno lábio
- Ausência de testículo
- Sinéquia de freio de pênis
- Pequeno lábio extra-numerário
- Hemangioma de pênis
- Síndrome de Poland
- Pectus escavatum

TABELA III

Cirurgia Íntima masculina e feminina 25 anos de "Follow UP", medicina de evidência. Complicações (1989 – 2014).

Complicações	N	%
Pacientes não satisfeito	6	0,80
Rescindiva de hipertrofia dos p.lábios	3	0,40
Hematoma do pequeno lábio	2	0,26
Alergia ao fio de sutura(catgut)	2	0,26
Seroma do púbis feminino	1	0,13
Deiscência da região inguinal feminina	1	0,13
TOTAL	15	1,98

Gráfico III

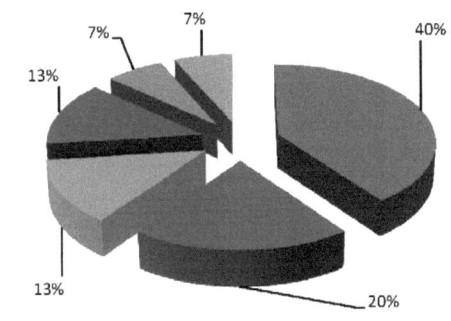

- ■ Pacientes não satisfeito
- ■ Rescindiva de hipertrofia dos p.lábios
- ■ Hematoma do pequeno lábio
- ■ Alergia ao fio de sutura(catgut)
- ■ Seroma do púbis feminino
- ■ Deiscência da região inguinal

Total:15

BIBLIOGRAFIA

1 – Aiache AE. Male chest correction: pectoral implants and gynecosmastia. Clin Plast Surg 1991;18:823-828.

2 _ Felicio, YA. Chirurgie intime. La Revue de chirurgie esthétique de langue française 1992;tome XVII,67:37-43.

3 – Felicio, YA. Labial Surgery. Aesthetic Surgery Journal 2007;27: N:3,pag:322-328, May/June.ISSN 1090 -820 X.

4 – Felicio, YA.Plástica do pubis e da genitália externa: duas décadas de experiência.Revista Brasileira de Cirurgia Plástica 2011. Vol.26, N:2 – Abril/Junho, pag.:321 -327. ISSN 1983-5175.

5 – Motura AA(2009) Labia majora hypertrophy. Aesthetic Plast Surg 33(6):859-863.

6 – Triana L, Robledo AM (2012) Refreshing labioplasty techniques for plastic surgeons. Aesthetic Plast Surg 36(5):1078-1086.

7 – Honghua Hu,Anita J, Karen V, StevenL, David G, Anand K. Chronic biofilm infection in breast implants is associated with an increased T-cell lymphocytic infiltrate: implications for breast implant-associated lymphoma.Plast Reconstr Surg.Fev.2015;Vol-135- Issue 2-p.319-329.

8 – Felicio,YA. Axillary Reduction mammaplasty. Aesthetic Plast Surg 1997;21(4):268-275.

9 – Fournier, PF.Liposculpture the syringe technique.75006 PARIS:Arnette;1991.

10 – Pereira LH,Sabatovich O, Santana KP, Picanço R. Pectoral muscle implant: approach and procedure. Aesthetic Plast Surg 2006;30:412-416.

11 – Jesús Benito Ruiz. Male Chest contouring with implants.In: Strauch B, Herman CK, eds. Encyclopedia of Aesthetic

rejuvenation through volume enhacement. New York.
Stuttgart.Delhi.Rio:Thieme;2014.p.303-311.

12- Herman CK e Strauch B. Encyclopedia of Aesthetic
Rejuvenation through volume enhancement.New York.Stuttgart.
Delhi.Riode Janeiro:Thieme;2014.

13 – Yakup Karabagli, Emre Atacan Kocman et al. Labia Majora
Augmentation with De-epitheliazed Labial Rim (Minora) Flaps as
an Auxiliary Procedure for Labia Minora Reduction. Aesth Plast
Surg (2015)39(3) 289-293. DOI10.1007/s00266-015-0474-z.

Yhelda de Alencar Felicio, nasceu em Fortaleza/Ceará em 1949. Formada pela Faculdade de Medicina da Universidade Federal do Ceará em 1974, com duas Residências Médicas, Residência em Cirurgia Geral, pela Universidade Federal do Ceará (Hospital das Clínicas – Serviço de Cirurgia Geral - 1974 – 1976) e Residência em Cirurgia Plástica pelo Instituto Nacional de Assistência Médica da Previdência Social (Clínica de Cirurgia Plástica do Hospital Geral de Fortaleza – 1977 – 1979). Com mais de vinte mil cirurgias plásticas realizadas e graças a Deus, jamais assinou um atestado de óbito.

Mestre em Cirurgia Plástica pela Universidade Federal do Ceará – desde 2003.

Genitora de Yuri Felicio Cavalcante e Yelw Felicio Chaves, casada com Fabio Sampaio Chaves e Yelw e Fabio geraram a querida netinha de Yhelda, a doce Ananda Felicio Chaves.

www.yheldacirurgiaplastica.com.br

2015

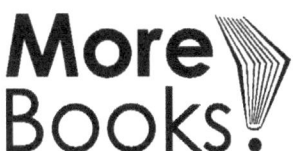
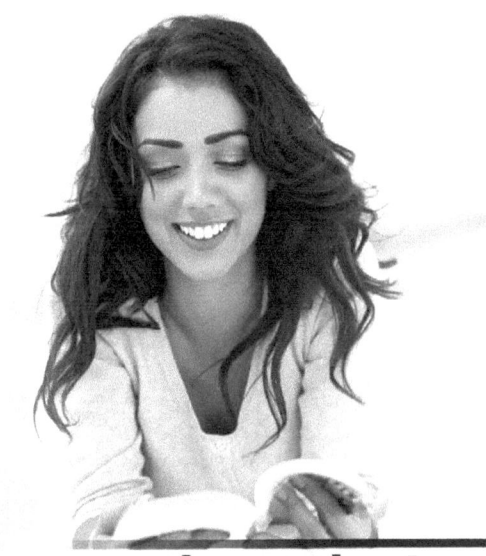
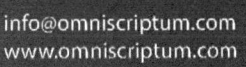
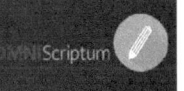

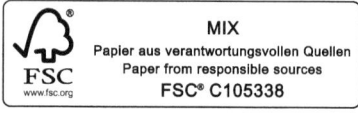